M. PIERRE KAHN

CONTRIBUTION

AU

Traitement des septicémies

A L'AIDE

d'Agents chimiques

PARIS
LIBRAIRIE LE FRANÇOIS
91, BOULEVARD SAINT-GERMAIN, 91

1923

CONTRIBUTION

au Traitement des septicémies

à l'aide d'agents chimiques

M. Pierre KATIN

CONTRIBUTION

AU

Traitement des septicémies

A L'AIDE

d'Agents chimiques

PARIS
LIBRAIRIE LE FRANÇOIS
91, BOULEVARD SAINT-GERMAIN, 91
1923

CONTRIBUTION
au Traitement des septicémies
à l'aide d'agents chimiques

Dans l'infection, nous reconnaissons actuellement une lutte entre des microbes pathogènes et un organisme réceptif, lutte dont les phases sont extrêmement variées et dont le résultat est la destruction du germe morbide ou, au contraire, la mort de l'organisme.

Dès que l'agent pathogène se multiplie en un point de l'économie, les globules blancs affluent, attirés au foyer d'infection par leur sensibilité chimique vis à vis des toxines microbiennes; ils traversent la paroi des vaisseaux et entament la lutte avec les microbes, cherchant à les englober puis à les digérer.

En même temps, les agents hématopoiétiques fonctionnent avec une activité considérable, produisant de nombreux leucocytes qui passent dans la circulation sanguine, prêts à être distribués aux divers foyers infectieux, pour remplacer les cellules blanches détruites au cours de la lutte engagée contre les microbes et leurs toxines.

Nous connaissons aussi maintenant l'importance que présente la notion du terrain.

Étiologie Générale

Les résistances et les prédispositions de certains sujets s'expliquent parfois par leur hérédité. Les fils d'arthritiques sont prédisposés à une série d'affections nutritives, mais ils sont réfractaires ou du moins peu sensibles à la tuberculose, et si cette infection se développe chez eux elle affecte une évolution lente et torpide.

L'aptitude à contracter les infections varie considérablement avec l'âge. Pendant la vie intra-utérine, le fœtus est exposé à quelques maladies dont les germes lui sont transmis à travers le placenta : syphilis, variole, septicémies, quelquefois tuberculose, etc.

Au moment de la naissance, l'être est doué d'une résistance assez grande contre la plupart des infections; la vaccine avorte, les septicémies sont exceptionnelles sauf toutefois l'érysipèle, qui se développe généralement autour du cordon et entraîne presque fatalement la mort.

Pendant la seconde enfance, les infections sont fréquentes. Avec l'âge, la fréquence des maladies infectieuses diminue. On n'observe plus guère que les infections vésicales et la pneumonie.

Enfin il est notoire que le surmenage favorise les infections.

Connaissant la plupart des microbes causes des septicémies, leur manière d'agir, la notion de terrain, on a cru avoir tous les éléments pour comprendre le problème de l'infection; mais on comptait sans les réactions propres à l'individu, les réactions humorales qui concourrent puissamment à la défense de l'organisme.

Réactions humorales

Les unes sont des réactions banales, agissant surtout localement. Telles sont les hypersécrétions dans les infections des organes glandulaires (flux diarrhéiques, bilieux, urinaires, etc.), les rétentions aqueuses et salines (œdèmes, etc.), les productions mucineuses, fibrineuses (fausses membranes, thromboses vasculaires, épanchement des séreuses), etc. Les autres sont spécifiques et jouent un rôle capital dans la lutte antimicrobienne. On constate que le sérum sanguin d'un animal infecté a acquis des propriétés nouvelles, spécifiques pour le microbe qui a causé cette infection. Ce sérum devient bactéricide pour le microbe qui a réalisé l'infection. Ce fait est dû à l'action combinée de deux substances : l'une spécifique (fixateur de Metchnikoff), l'autre non spécifique (cytase de Metchnikoff). En même temps apparait dans le sérum un nouvel anticorps spécifique dont l'action antimicrobienne est indi-

recte (stimuline de Metchnikoff), se fixant sur les microbes pour les préparer à subir la phagocytose qu'elle
rend plus active et plus efficace.

Ceci étant rapidement rappelé, passons de suite à
l'étude de certains traitements des septicémies.

Protéinothérapie

Récemment Nolf eut d'idée d'injecter la peptone
dans le sang au cours d'une fièvre typhoïde; il observa
une réaction thermique violente, suivie d'une amélioration notable de la maladie.

Rapprochant ces faits de réactions analogues obser-
vées à la suite d'injections intra-veineuses, de vaccins
microbiens et de métaux colloïdaux, il a pensé que,
dans ces 3 cas, la cause de la réaction était la même
et était due à la peptone et aux protéines qui existent
dans les corps microbiens et servent de substratum
aux suspensions colloïdales stables des métaux.

Les corps microbiens n'auraient point d'action spécifique, mais agiraient comme simple protéine, et les
suspensions colloïdales des métaux ne seraient actives
que grâce à la présence de la peptone, du sérum et
de la gélatine qui les stabilise.

Ils provoqueraient tous l'apparition dans le sang de
ferments digestifs de deux ordres : les protéases digé-
rant les protéoses, et les éthérases attaquant les
graisses. Ces ferments attaqueraient alors les ferments
vivants, causes de l'infection.

Mais, l'injection intraveineuse de ces substances expose à de très grands dangers. La mort subite ou rapide peut survenir pendant l'injection ou pendant la réaction qui lui succède. Le tableau observé dans ce cas est celui du choc anaphylactique : le malade éprouve d'abord de fortes palpitations, la face devient vultueuse, la céphalalgie apparaît, une toux quinteuse survient, suivie de nausées et de vomissements; puis, il est pris de dyspnée accompagnée d'angoisse respiratoire, le pouls s'accélère, la tension artérielle s'abaisse considérablement; le malade peut succomber dans un état d'anxiété effroyable. Parfois il est secoué d'un frisson violent, la température monte à 42° et la mort survient. Cet ensemble est pour Nolf le choc peptonique. Pour l'éviter, il a conseillé :

1° De n'employer que des produits absolument purs.

2° D'employer une solution à 10 % de peptone qu'on injecte à la dose de 10 à 40 cc. dans les cas graves.

3° On peut diluer cette dose dans 150 ou 200 cc. de sérum isotonique, ce qui permet de faire une injection plus lente.

4° De pratiquer toujours l'injection très lentement : en 5 minutes lorsqu'il s'agit de la solution concentrée; en 15 ou 20 minutes lorsqu'il s'agit de la solution diluée.

5° De suspendre l'injection si le pouls dépasse 35 au 1/4 de minute, pour recommencer lorsqu'il s'est ralenti.

6° D'associer à la solution 1/2 milligr. d'adrénaline (c'est-à-dire 25 gouttes de la solution à 1/1000.

7° De pratiquer une injection d'adrénaline avant

l'autre injection, lorsque la tension artérielle minima est entre 6 et 7.

Il est incontestable que cette méthode a donné des résultats; il est certain qu'elle est peu efficace si l'on emploie la voie sous-cutanée.

Mais la voie intraveineuse expose à de fréquents accidents.

Le praticien qui les emploie doit avoir une grande connaissance de tous ces faits et observer cette règle capitale : pratiquer l'injection lente, et s'arrêter pour reprendre de temps à autre, même si le pouls ne s'accélère pas.

Métaux et métalloïdes colloïdaux

Depuis quelques années, les corps amenés artificiellement à l'état colloïdal ont pris en thérapeutique une place très importante. Nous n'insisterons pas ici sur la définition, la constitution, les propriétés et la toxicité des colloïdes qui ressortent de la chimie, mais seulement sur leurs préparations, car de leurs préparations différentes peuvent découler des indications thérapeutiques un peu variables.

Pour obtenir les corps à l'état colloïdal, on emploie soit la méthode de condensation, soit la méthode de division.

La première consiste à partir des molécules dissoutes et à les condenser en particules ultra-microscopiques. Elle utilise donc surtout la voie chimique.

La deuxième, au contraire, part des corps à l'état solide et les pulvérise par des moyens mécaniques variés en particules assez petites pour rester en suspension dans l'eau où on les traite. Elle emploie de préférence la voie électrique.

La voie chimique aboutit à la formation ou à l'isolement d'un corps insoluble dans le milieu considéré, lequel corps, au lieu de se déposer, demeure agrégé en particules dont les dimensions sont inférieures à 100 µµ, aptes, par conséquent, à rester en suspension stable dans l'eau.

Comme exemple nous pouvons citer, soit la préparation de l'or colloïdal chimique en traitant le chlorure d'or par le sulfate de fer, soit la préparation la plus récente de l'argent colloïdal chimique en traitant le nitrate d'argent par le citrate ferreux, comme l'a fait Cary Lea pour obtenir le collargol.

La méthode de division utilise généralement les décharges électriques.

Bredig a employé l'arc électrique qui, jaillissant entre deux électrodes d'un même métal, plongées dans l'eau distillée pure, produit une très fine pulvérisation de métal et les particules restent en suspension.

Tout dernièrement, Svedberg a utilisé les décharges oscillatoires de condensateurs de grande capacité qui, déterminant entre les électrodes immergées dans différents liquides (eau, alcool, huile) des étincelles, des décharges et des éclatements, pulvérisent le métal et l'amènent à l'état colloïdal.

Propriétés générales des colloïdes

La méthode chimique et la méthode électrique ont chacune leurs avantages et leurs inconvénients. C'est ainsi que les colloïdes chimiques peuvent, en général, être chauffés à 100° et stérilisés sans perdre leurs propriétés, mais ils présentent des grains plus gros et inégaux, ce qui rend irrégulier leur pouvoir catalytique et tend à modifier l'allure des réactions qu'ils provoquent dans l'organisme. En outre, ils ne peuvent jamais être complètement débarrassés des composants ayant réagi pour les produire et qui adhèrent à eux par adsorption. De telles impuretés sont évidemment capables d'entraîner parfois de sérieux dangers.

Plus fragiles cependant sont les colloïdes électriques; ils ne peuvent être chauffés à plus de 70° sans perdre leurs propriétés; ils sont peu stables, ce qui exige l'emploi de préparations fraiches.

En revanche, ils sont doués d'un pouvoir catalytique énergique, dû à l'extrême petitesse des grains.

Pour parer à ces inconvénients, on a proposé de les stabiliser et de les isotoniser.

Pour la stabilisation, on ajoute à la solution de Bredig pure, une petite quantité d'un colloïde naturel stable, comme la gomme ou l'albumine, ce qui assure une longue conservation et la résistance suffisante aux électrolytes de l'excipient.

Pour obtenir l'isotonie, on additionne les colloïdes stabilisés d'un peu de chlorure de sodium, mais seulement au moment de l'usage, car ce sel, malgré la stabilisation, précipiterait à la longue le colloïde.

Malgré tout, nous ne sommes partisans, ni de la stabilisation, ni de l'isotonisation.

Nous pensons, en effet, que la première opération agglutine les particules métalliques en grains plus volumineux que ceux des solutions de Bredig pures et bien préparées, et que la deuxième transforme les colloïdes en substances presque inactives.

Nous n'insisterons pas ici sur l'absorption et l'élimination des colloïdes dont le mécanisme est encore trop obscur pour que nous puissions nous faire une opinion précise.

Quoiqu'il en soit, les réactions consécutives aux injections de colloïdes portent sur la température, la circulation, le sang, les échanges nutritifs et le système nerveux.

L'action sur la température est variable; quand les colloïdes sont à grains très petits et réguliers, l'élévation thermique est moins forte.

La fièvre colloïdale débute une heure après l'injection, atteint rapidement son maximum et fait place au bout de quatre heures environ à une chute thermique qui ramène parfois, d'un coup et définitivement, la température à la normale, mais qui, à l'ordinaire, est à la fois passagère et moins prononcée.

D'où, dans les grandes pyrexies, la nécessité de renouveler l'injection à des intervalles plus ou moins rapprochés.

Tous les colloïdes de Bredig élèvent la tension artérielle et capillaire de 1 à 2 cm. de mercure. Cette légère augmentation persiste 24 à 48 heures, puis la pression revient à son taux initial.

Le pouls est également accéléré de 10 à 20 pulsations avant même que la fièvre ne se manifeste.

Notons enfin que les fléchissements cardiaques et les tachycardies persistantes, provoqués par les injections intraveineuses de collobiase d'or, doivent être imputés non seulement aux violentes réactions thermiques et nerveuses que ces produits déterminent, mais aussi, et surtout, à la cardiotoxicité propre à l'or solubilisé

Dans les réactions provoquées, on peut distinguer deux stades : un de leucolyse amenant l'état leucopénique constaté presque aussitôt après les injections de colloïdes, et un de leucocytose qui peut doubler ou tripler le nombre des globules blancs.

Or, au point de vue diaphylactique, ces deux phases ont un rôle important et, en quelque sorte, complémentaire. En effet il semble, jusqu'à nouvel ordre, que la leucolyse initiale met en liberté les ferments oxydasiques et protéolytiques qui renferment les leucocytes et c'est à ces ferments libérés qu'il faut attribuer l'action antitoxique, anti-infectieuse qu'exercent secondairement les colloïdes.

Nous allons maintenant examiner quelques-uns des corps amenés à l'état colloïdal qui peuvent exercer une influence heureuse dans certaines septicémies.

Ces colloïdes agissent de deux manières successives et presque indépendantes.

La première, qui se manifeste très peu de temps

après l'introduction dans l'organisme du colloïde, dépend de l'état physique, c'est-à-dire de l'extrême division sous laquelle opère un corps insoluble, mais qui devient soluble ultérieurement.

Elle est d'ordre essentiellement diaphylactique, c'est-à-dire que la pénétration dans l'organisme de ces corps étrangers déclenche automatiquement la mise en jeu de procédés de défense généraux, bulbo-médullaires, hématiques, leucocytaires, etc.

Les procédés de défense tendent d'abord à nous débarrasser de ces corps étrangers, momentanément inassimilables, parce qu'insolubles; mais, si, en même temps, nous nous trouvons infectés par des microbes qui représentent des particules étrangères également insolubles, ils s'exercent nécessairement contre ces derniers et accroissent les moyens de lutte dont nous disposons contre eux.

Ces colloïdes agissent donc par la diaphylaxie banale qui dépend de leur état physique commun, et par la chimiothérapie spécifique qui résulte des propriétés chimiques particulières à chacun des corps en pseudo-solution.

Par suite, il est possible de substituer ces colloïdes aux vaccins et aux sérums spécifiques quand ceux-ci n'existent pas ou ne sont pas à la disposition immédiate du médecin.

Mais, de même que la diaphylaxie ne fait jamais défaut, l'action chimique se manifeste toujours plus ou moins franchement; ce sont donc aussi des médicaments chimiothérapiques.

De ces deux propriétés, liées indissolublement, résulte de la supériorité de la colloïdothérapie.

Employés comme médicaments d'urgence pour accroître les défenses naturelles, ou comme agents de cure spécifique contre des microbes déterminés, les colloïdes, quand ils sont choisis et administrés avec opportunité, agissent d'une manière concordante, la diaphylaxie et le pouvoir chimique s'unissant pour triompher de l'infection.

Iode colloïdal

L'iode est employé généralement sous forme d'iode colloïdal électrique stable, renfermant 0 gr. 20 d'iode métalloïdique pur par centimètre cube.

A l'encontre de certains métaux colloïdaux, l'iode en pseudo-solution possède un pouvoir antiseptique accusé.

Par l'addition de quelques gouttes d'iode colloïdal, les cultures de pneumocoques, de staphylocoques et de bacilles tuberculeux sont stérilisées rapidement et leur repiquage est négatif dans les proportions respectives de 88,79, 50 %.

Les bacilles tuberculeux, même lorsqu'ils ne semblent pas tués, subissent une modification morphologique qui porte sur l'armature de lipoïde dont ils sont entourés, puisque ces bacilles, traités ensuite par la méthode de Ziehl, se décolorent plus ou moins complètement par l'acide nitrique à 1/3 et l'alcool absolu.

S'il est vrai que l'enveloppe ciro-graisseuse est la cause de la résistance in vivo du bacille tuberculeux, on comprend que la médication iodée puisse donner de bons résultats dans la tuberculose.

L'efficacité de l'iode a été établie expérimentalement à l'égard du pneumocoque.

Mais cet iode n'agit pas du tout de la même manière vis à vis des divers microbes, qui peuvent se trouver associés au pneumocoque; c'est ce qui explique certains insuccès obtenus dans les grippes à forme pulmonaire.

Enfin, à l'égard du gonocoque, l'iode colloïdal est également très actif; il stérilise les cultures sur sang de lapin gélosé et l'observation au microscope du pus blennorragique vivant montre que, sous l'influence de l'iode, les diplocoques extra-cellulaires se séparent et se colorent légèrement, ce qui peut laisser croire que l'iode se fixe sur le gonocoque.

L'iode a également un grand pouvoir antitoxique qui peut se démontrer ainsi :

On injecte à la même dose, à des cobayes, des cultures filtrées de pneumocoques et de staphylocoques, les unes pures, les autres stérilisées par l'iode colloïdal et dont le repiquage est négatif.

Les animaux auxquels on a injecté des cultures pures présentent des réactions toxiques graves et rapidement mortelles; les autres n'ont que des réactions presque nulles, ce qui prouve que l'iode a, non seulement tué les microbes, mais aussi neutralisé les toxines du milieu.

Ces considérations ont amené à employer l'iode colloïdal en thérapeutique.

Les améliorations apportées par ce traitement ont été fréquentes dans les pneumonies et les broncho-pneumonies grippales.

M. Caille donne huit observations relatives à des complications broncho-pulmonaires particulièrement graves, traitées par des injections d'iode colloïdal à la dose moyenne de 4 cc. par jour.

Sous l'influence de ces injections répétées quatre à cinq jours de suite, il a rapidement constaté la résolution des pneumonies et des broncho-pneumonies les plus sévères; température, pouls, tension artérielle, signes pulmonaires, asthénie, formule leucocytaire, index opsonique s'améliorent rapidement et la convalescence est franche et rapide.

Voici maintenant un cas de grippe pure dont j'ai fait l'observation :

Le 21 décembre 1922, entre à l'hôpital une jeune fille de 20 ans, malade chez elle depuis un mois et demi, souffrant d'accès de grippe franche, à des intervalles de six à sept jours, et ces accès durant de trois à quatre jours, suivis d'une courte période d'apyrexie complète.

A l'entrée, rien à signaler du côté des poumons; rien non plus au foie ni à la rate; dépression assez profonde pendant la période fébrile, douleurs abdominales et diarrhée passagères; pas de ligne blanche de Sergent. La médication par l'iode colloïdal fut instituée au cours du deuxième accès qui fut coupé en

18 heures par deux injections de 2 cc. d'iode colloïdal; une ébauche de troisième accès qui se produisit la semaine suivante céda en un jour à une seule injection intramusculaire, après quoi la malade se rétablit assez promptement.

Nous avons appliqué cette technique à douze grippés atteints de formes graves septicémiques, toutes compliquées de lésions plus ou moins étendues de l'appareil respiratoire.

La plupart de ces malades sont entrés à l'hôpital trois ou quatre jours après le début de la maladie.

Sur les douze, neuf ont guéri et trois ont succombé.

Les malades peuvent être répartis ainsi :

Une grippe, forme grave, avec broncho-pneumonie généralisée des deux poumons.

Six grippes, forme grave septicémique, avec broncho-pneumonie bilatérale des bases.

Trois grippes avec broncho-pneumonie de la base du poumon droit.

Deux grippes avec broncho-pneumonie compliquée dès le début avec pleurésie purulente droite. Chez le grippé atteint de broncho-pneumonie généralisée, la chute complète de la température eut lieu après quatre injections.

Le 7e jour de la maladie, chez les six grippés avec broncho-pneumonie bilatérale des bases, la défervescence s'est présentée, chez trois d'entre eux, après trois injections; chez le quatrième après cinq injections; chez le cinquième après cinq également; le sixième a

succombé en pleine infection par l'asphyxie sans dimi-
nution de température malgré huit injections.

Chez l'un des malades, atteint de broncho-pneumonie droite compliquée d'emblée avec pleurésie purulente à pneumocoque, après cinq injections, la température est tombée à 37°5 et a permis l'opération de
l'empyème dans des conditions favorables.

Chez le deuxième grippé, six injections n'ont produit qu'une légère modification de la courbe thermique, mais elles ont amélioré l'état général et ont
permis l'opération dans de meilleures conditions.

Chez le deuxième grippé, six injections n'ont produit qu'une légère modification de la courbe thermique, mais elles ont amélioré l'état général et ont
permis l'opération dans de meilleures conditions.

Cette méthode, ainsi d'ailleurs que celles dont nous
allons parler, peut être employée avec confiance dans
le traitement de la grippe à forme grave et compliquée.

Il est incontestable qu'elle a une action anti-infectieuse qui se manifeste, aussi bien par son action sur
la température que par les modifications favorables
de l'état général.

En résumé, tandis que les préparations iodées cou-
rantes sont employées avec succès dans la présclérose
et l'hypertension, dans la myocardite chronique,
l'asthme, la goutte, l'obésité, etc..., l'iode colloïdal ne
fournit dans ces cas que des résultats insignifiants.

Au contraire, aucune des préparations iodées ne

paraît agir efficacement contre les infections spécifiques, alors que l'iode colloïdal se montre particulièrement actif, tant contre les pneumococcies que contre les staphylococcies et les streptococcies.

On pourrait croire qu'il agit ici surtout par les propriétés diaphylactiques générales, par son pouvoir antitoxique et leucopoïétique ou encore par l'état colloïdal sous lequel on l'administre.

Mais cette action anti-infectieuse ne se retrouve plus aussi marquée contre d'autres microbes; de telle sorte que nous sommes logiquement conduits à supposer que l'iode doit être, à un certain degré, parasitotrope du pneumocoque et du gonocoque.

Rhodium colloïdal

Le rhodium est employé également sous forme de rhodium colloïdal qui renferme 0 gr. 20 de rhodium pour 1.000. En injections intraveineuses, il ne détermine pas la même violence de réaction que les autres colloïdes.

En effet, les malaises immédiats sont moins marqués, et, ce qui est plus important, la chute thermique n'est précédée ni de frissons, ni d'une poussée fébrile, ni l'hyperleucocytose d'une phase passagère de leucopénie.

Nous pouvons citer un cas de fièvre typhoïde traité par le rhodium colloïdal.

Cette fièvre typhoïde se trouvait à son acmé; une

seule injection intraveineuse a suffi pour déterminer la défervescence définitive; quelques piqûres sous-cutanées achevaient la cure de la maladie, dont la durée se trouvait ainsi sensiblement abrégée.

La diazoréaction d'Ehrlich et le sérodiagnostic, positifs avant, deviennent négatifs deux jours après l'injection du rhodium colloïdal; tous les signes généraux étaient améliorés, les échanges urinaires, notamment l'absence presque complète de l'indol, témoignent aussi de la disparition de l'intoxication intestinale.

Enfin, la réaction immédiate, consécutive à l'injection intraveineuse, ne fut pas d'une ampleur excessive; il n'y eut ni poussée thermique réactionnelle, ni leucolyse marquées; la chute fébrile et la leucocytose se produisirent progressivement et sans à-coup.

On a également employé le rhodium colloïdal dans la tuberculose pulmonaire fébrile, associé au nucléinate de soude.

M. Duchamp (de Marseille) aurait obtenu, en vingt jours, la chute progressive et régulière de la température avec arrêt de l'hémoptysie et de l'aggravation lésionnelle.

Les injections sous-cutanées de rhodium colloïdal fournissent des résultats un peu moins rapides, mais essentiellement identiques comme portée curative à ceux des injections intraveineuses.

Par suite, le rhodium colloïdal agit donc surtout par sa spécificité chimique.

A la vérité, nous connaissons fort peu de chose du pouvoir parasitotrope ou cytotrope du rhodium; mais, appartenant à la famille du Palladium, voisin de l'argent, de l'or et du platine, il n'y aurait rien d'étonnant à ce qu'il participât aux propriétés antiseptiques de ces divers métaux.

On trouve, au surplus, une preuve de l'action surtout chimique du rhodium colloïdal dans ce fait que l'on tire de son administration en capsules, sensiblement les mêmes avantages que s'il avait été injecté, et l'on sait que les colloïdes ingérés sont précipités aussi bien dans l'intestin que dans l'estomac et n'agissent plus alors que par leurs propriétés chimiques.

En injections intraveineuses le rhodium colloïdal sous forme de lantol s'administre à la dose de 3 à 6 cc. par 24 heures. Mêmes doses en injections intramusculaires ou sous-cutanées; mais, on peut les renouveler au bout de 12 à 16 heures, si la température n'a pas baissé de 1° à 1°5.

Il n'y a guère de contre-indication; il est évident, en effet, que le peu de violence relative des réactions du rhodium colloïdal intraveineux les limitent beaucoup; toutefois, on a cité des accidents dans des cas de lésions graves du foie ou des reins.

Etain colloïdal

L'étain colloïdal a été aussi souvent employé avec un grand succès dans des cas de septicémies très graves. On emploie la colloïdase d'étain en injections intramusculaires de 2 cc., répétées plusieurs jours de suite; elles ne sont généralement pas douloureuses et ne provoquent guère de réactions marquées.

La défervescence a généralement lieu avant la 7e injection, et tous les symptômes s'amendent de la même façon.

D'après une observation de M. Netter, les enfants atteints de grippe grave, non traités par l'étain, ont donné 44,9 % de décès, tandis que ceux qui ont reçu des injections de collobiase n'en fournissaient que 31,8 %

Enfin, M. Netter rappelle que les injections d'oxyde d'étain paraissent favoriser la formation des abcès de fixation de Fochier dont la valeur pronostique est certaine. Or, chez certains sujets atteints de broncho-pneumonie grippale, la térébenthine qui était jusqu'alors restée complètement inerte, produisit un abcès après qu'eurent été faites les injections d'étain, phénomène qui, jusqu'à présent, semble pouvoir s'expliquer par l'action leucopoïétique intense de ces injections.

Arsenic colloïdal

M. Capitan a récemment préconisé contre la grippe l'emploi de l'arsenic et de l'argent sous forme colloïdale.

M. Capitan emploie l'arsenic au titre de 3 milligr. par cc. et l'argent à celui de 2 milligr.

Les doses varient suivant la gravité des cas.

On peut administrer d'emblée 6 cc. d'arsenic et 6 cc. d'argent par la voie intraveineuse, et 12 heures plus tard la même dose dans les veines ou dans les muscles.

Sur les malades qui ont guéri, les effets du traitement ont été les suivants :

Amélioration saisissante de l'état général.

Chute de la température de 1° à 1°3, parfois plus; et corrélativement, les signes pulmonaires s'atténuent et disparaissent.

Ces injections ne déterminent aucune réaction importante. Tout au plus, le malade se plaint-il, et encore pas toujours, d'un certain état nauséeux et d'un peu de céphalée.

La question, alors, se pose de savoir si l'arsenic n'a pas agi sur le virus grippal filtrant de Nicolle et sur le coccobacille de Pfeiffer que l'on tend à considérer actuellement comme les agents de la grippe: la question est posée, elle n'est évidemment pas résolue.

Il y a certainement pour l'arsenic colloïdal un vaste champ ouvert aux investigations futures. M. Capitan, qui avait d'abord utilisé l'arsenic seul pour les grippes moyennes, a préféré, pour les cas graves, employer l'association arsenic-argent, comptant sur les réactions de diaphylaxie banale dont le malade suffisamment résistant bénéficie secondairement contre son infection; et nous sommes ainsi appelés à parler de l'argent colloïdal.

Cet argent colloïdal est volontiers considéré actuellement comme le type des colloïdes thérapeutiques.

probablement parce qu'il a été la première préparation de ce genre utilisée en médecine.

L'argent colloïdal électrique ou électrargol a fait le sujet de trop nombreux ouvrages pour que j'y revienne ici. Il a été employé avec des résultats variables dans à peu près toutes les infections. Mais les résultats obtenus ne nous semblent pas supérieurs à ceux obtenus avec les autres préparations colloïdales et, d'autre part, les injections intraveineuses s'accompagnent de réactions immédiates impressionnantes et même dramatiques. On signale des cas, non seulement de collapsus cardiaque (M. Labbé, M. Villaret), mais aussi de mort (M. Camuset, M. Grenet, M. Longin, M. Salomon, etc.). Dans nombre de cas, l'injection a aggravé l'état des patients par sa violence même, entraînant le surmenage et le fléchissement de certains organes.

Ce sont ces raisons qui nous ont engagé à passer sous silence le plus connu des colloïdes thérapeutiques, ainsi d'ailleurs que la collobiase d'or dont les dangers sont peut-être encore plus grands et dont les effets sont plutôt inférieurs à ceux obtenus avec les autres colloïdes.

Il nous reste un mot à dire sur un traitement empirique qui a le grand mérite d'être inoffensif, et enfin quelques indications sur la thérapeutique symptomatique.

Abcès de fixation

La méthode de l'abcès de fixation, introduite en thérapeutique par Fochier, consiste dans l'injection sous-cutanée de 2 cc. d'essence de térébenthine.

Les jours qui suivent l'injection, on constate du gonflement, de la rougeur, de l'œdème.

La fluctuation apparaît et l'abcès est constitué.

Mais ces réactions peuvent manquer et alors la mort est fatale.

Au contraire, quand l'abcès se développe bien, les symptômes généraux s'amendent et le malade, ordinairement, guérit.

Quelle que soit l'explication du phénomène, dont le mécanisme nous est encore très obscur, sa valeur pronostique n'est guère niable; mais il peut être permis de douter que ce soit lui qui provoque la régression des symptômes généraux.

Cette méthode mérite néanmoins d'être appliquée dans nombre de cas, car elle fournit une indication précieuse sur la résistance du patient, les chances de guérison et les autres traitements que l'on peut appliquer.

Nous terminerons notre étude, forcément très incomplète, de la thérapeutique anti-infectieuse à l'aide d'agents chimiques, par quelques indications sur la thérapeutique symptomatique dont l'importance est très grande. Si celle-ci n'agit pas directement sur l'élément infectieux, elle n'en est pas moins indispensable pour mettre le patient dans les meilleures conditions de défense possibles et lui permettre de supporter les réactions consécutives aux injections thérapeutiques.

Thérapeutique symptomatique

On sait maintenant que la fièvre est un élément de réaction de l'organisme contre l'infection. Elle ne saurait donc être combattue d'une manière directe dans les septicémies. La quinine et le pyramidon sont deux médicaments absolument dangereux; le premier, parce qu'il altère l'épithélium rénal; le deuxième, parce qu'il abaisse la température artérielle et a une action très dépressive sur le myocarde.

De plus, la quinine empêcherait l'action hypertensive de l'adrénaline et, par suite, l'usage de la quinine interdirait celui d'un des médicaments les plus utiles dans les septicémies pour relever la tension artérielle.

On donnera des bains froids, selon une méthode parfaitement connue depuis qu'on l'emploie presque systématiquement dans les infections typhoïdes, la méthode de Brand, sur laquelle nous n'insisterons pas ici. On peut faire précéder chaque bain d'une injection de 0 gr. 20 de caféine pour prévenir un accident toujours possible.

On soutiendra le cœur par l'application d'une vessie de glace.

On n'emploiera qu'exceptionnellement la digitale, le strophantus et la spartéine; mais *toujours* la caféine, ou mieux l'association caféine et huile camphrée.

Lorsque la tension artérielle sera très basse, on donnera 1 milligramme d'adrénaline par jour ou, en cas d'urgence, quatre injections par jour de 1/4 de cc, de la solution d'adrénaline au millième.

Si, par exception, on est amené, pour calmer de grandes douleurs à faire des injections de morphine, on l'associera toujours, soit à l'adrénaline, soit à la strychnine.

Combien d'autres indications ne peut-on rencontrer dans les septicémies !

Dans une maladie si compliquée, la sagacité du praticien doit toujours être en éveil; les moindres détails et les petits soins permettent de parfaire une guérison que l'esprit de décision dans les grandes médications du début aura amorcée.

Imprimerie Spéciale de la Librairie Le François
91, boulevard Saint-Germain, Paris